BEI GRIN MACHT SICH IHR
WISSEN BEZAHLT

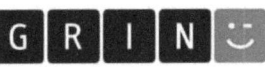

Der gesundheitliche sowie ökonomische Nutzen der "Rocka Sports GmbH" für die deutsche Bevölkerung

Pia Behnck

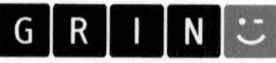

Bibliografische Information der Deutschen Nationalbibliothek:

Die Deutsche Nationalbibliothek verzeichnet diese Publikation in der Deutschen Nationalbibliografie; detaillierte bibliografische Daten sind im Internet über http://dnb.d-nb.de abrufbar.

ISBN: 9783389040843
Dieses Buch ist auch als E-Book erhältlich.

© GRIN Publishing GmbH
Trappentreustraße 1
80339 München

Druck und Bindung: Books on Demand GmbH, Norderstedt Germany
Gedruckt auf säurefreiem Papier aus verantwortungsvollen Quellen

Das vorliegende Werk wurde sorgfältig erarbeitet. Dennoch übernehmen Autoren und Verlag für die Richtigkeit von Angaben, Hinweisen, Links und Ratschlägen sowie eventuelle Druckfehler keine Haftung.

Das Buch bei GRIN: https://www.grin.com/document/1484444

Seminararbeit

Internationale Hochschule Duales Studium

Studiengang: Gesundheitsmanagement

Der gesundheitliche sowie ökonomische Nutzen der Rocka Sports GmbH für die deutsche Bevölkerung

Pia Loreena Behnck

Abgabedatum: 30.09.2022

Inhaltsverzeichnis

Abkürzungsverzeichnis

OECD: Organisation für wirtschaftliche Zusammenarbeit und Entwicklung

Nem   Nahrungsergänzungsmittel

NemV   Nahrungsergänzungsmittelverordnung

1 Einleitung

In Anbetracht der enormen Belastungen, die das deutsche Gesundheitssystem täglich sowie zukünftig herausfordern werden, wird deutlich, dass die physische und psychische Gesundheit der Bevölkerung von immer größerer Bedeutung ist. Diese These wird durch die Tatsache, dass Deutschland im Vergleich zu den 36 OECD-Ländern am drittmeisten („… 2018 waren es 11,2 Prozent des BIP") in die Gesundheit der Bevölkerung investiert und dennoch eine konstant hohe Verbreitung von chronischen Krankheiten aufweist (knapp 2% über dem OECD-Durchschnitt), widergespiegelt (OECD, 2019 zitiert nach Müller, 2020). Zudem zeigt die Kategorie „Risikofaktoren", dass Deutschland in den Bereichen des Alkoholkonsums pro Kopf sowie der Übergewichts- und Adipositasprävalenz deutlich schlechter als der Durchschnitt der OECD-Länder abschneidet (OECD, 2019). Auf Basis dessen wird ersichtlich, dass medizinische Leistungen in Form von Therapien etc. zur Gegensteuerung der Gesundheitsprobleme in Deutschland nicht mehr ausreichen, sodass die Förderung des individuellen Gesundheitsverhaltens sowie eines gesunden Lebensstils fokussiert werden muss. Im Zuge dessen wird der zweite Gesundheitssektor, der alle Gesundheitsangebote beinhaltet, welche über die medizinischen Leistungen des ersten Gesundheitsmarktes hinausgehen und „… zu einer gesünderen und bewussteren Lebensführung beitragen", von zunehmender Relevanz (Kleinau, 2016, S. 33). Dazu zählen unter anderem „… Sport und Wellnessangebote…", der Konsum von Zuckerersatzmitteln in Form von Süßstoff oder Fitnesstrends wie der Verzehr von Nahrungsergänzungsmitteln. Zuletzt genannt deckt fehlende Nährstoffe ab und hat im Zusammenspiel mit einer ausgewogenen Ernährung einen positiven Einfluss auf die Gesundheit der Menschen (Meißner & Arndt, n.d., S. 1722). Diese Produkte und weitere fitness- und gesundheitsorientierte Produkte vermarktet die Rocka Sports GmbH, die mit ihren Produkten sowohl beim Abnehmen als auch beim Muskelaufbau sowie bei der „… täglichen Nährstoffversorgung…" unterstützen wollen und somit einen Beitrag zur Verbesserung der Gesundheit der Bevölkerung leisten (Rocka Nutrition, 2023).

Auf Grundlage dieser Erkenntnisse stellt sich die folgende Forschungsfrage: *Inwiefern kann die Rocka Sports GmbH durch ihre Produkte die Gesundheitskosten minimieren und die Gesundheit der deutschen Bevölkerung fördern?* Folglich zielt die vorliegende Seminararbeit darauf ab, über die Herausforderungen des deutschen Gesundheitssystems aufzuklären und aufzuzeigen, inwiefern die Rocka Sports GmbH insbesondere mit ihren *Nahrungsergänzungsmitteln* sowie den *Zuckerersatzprodukten* einen positiven ökonomischen sowie gesundheitlichen Nutzen für die deutsche Bevölkerung bewirken kann.

Dabei ist die Seminararbeit wie folgt strukturiert. Zu Beginn gilt es den forschungsrelevanten Begriff *Fitnesstrend* zu definieren. Daraufhin werden die wesentlichen Herausforderungen des deutschen Gesundheitssystems aufgezeigt und erläutert, um danach einen tieferen Einblick hinsichtlich der Verbreitung, der Folgen und der Ursachen von Übergewicht und Adipositas in Deutschland zu gewähren. Im Anschluss darauf folgt die Erläuterung des zweiten Gesundheitsmarktes. Infolgedessen gilt es die *Rocka Sports GmbH*, deren Unternehmensphilosophie sowie deren Produkte vorzustellen. Das nächste Kapitel beinhaltet die konkrete Beschreibung des maßgebenden Forschungsdesigns sowie der Datenerhebungs- und Auswertungsmethodik. Im zweiten Teil der Arbeit folgen die Forschungsergebnisse der Literaturanalyse, sodass zunächst der Fitnesstrend Nahrungsergänzungsmittel konkretisiert wird. Anschließend gilt es die positiven Eigenschaften des Süßstoffs gegenüber des Haushaltszuckers darzulegen. Folglich wird der Einfluss der Rocka Sports GmbH mittels Zahlen und Fakten nachgewiesen. Schließlich folgen die Diskussion, die Handlungsempfehlungen und das Fazit sowie der Ausblick der Seminararbeit. Das nachfolgende Literaturverzeichnis stellt alle verwendeten Quellen dar, um die Nachvollziehbarkeit der Schlussfolgerungen der Arbeit sicherzustellen.

2 Theoretische Fundierung

2.1 Begriffsdefinition eines Fitnesstrends

Der Begriff „Fitnesstrend" wird für die nachvollziehbare Erläuterung in die Bestandteile „Fitness" und „Trend" aufgegliedert. Ein Trend kann als „eine vereinfachende Beschreibung einer übergreifenden Entwicklung, die sich aus Wechselwirkungen eines inhaltlichen Kerns mit seiner Umwelt ergibt und über einen für den Kontext relevanten Zeitraum anhält" beschrieben werden (Blechschmidt, 2020, S.10). Demnach ist beispielsweise das Smartphone ein Trend, denn mittlerweile haben Stand 2021 ca. 76% in Deutschland von einem Mobiltelefon auf ein Smartphone gewechselt, sodass der Vorläufer eines Mobiltelefons für die allgemeine Gesellschaft irrelevant wurde und mit der Zeit abgelöst wird (vgl. Statista, 2021). Für die Verfolgung vom Verlauf des Trends bedarf es konkret messbare Parameter, die aus dem jeweiligen Trend abgeleitet werden können. Dies können beispielsweise Verkaufszahlen bestimmter Produkte, Statistiken oder Umfragewerte sein (Blechschmidt, 2020, S. 11). Daneben lässt sich „Fitness" als „[...] ein Zustand guter körperlicher und psychischer Leistungsvoraussetzungen für die Bewältigung einer bestimmten Tätigkeit [...]" beschreiben (Schnabel, 1993). Dabei ist die Tätigkeit nicht wesentlich, sondern die Bewältigung der Aufgabe. Gesellschaftlich betrachtet wird ein gesunder und sportlicher Lebensstil in Zusammenhang mit dem Erreichen persönlicher Ziele und einem generell erfolgreichen Lebensverlauf gesetzt (Sassatelli, 2010). Vor allem die jüngeren Erwachsenen achten auf ihre körperliche Fitness und möchten diese nachhaltig verstärken. Dies zeigt der Anstieg der Fitnessstudiomitglieder deutlich, wonach zwischen den Jahren 2013 und 2018 nahezu eine Verdopplung (von 900.000 auf 1,8 Millionen) der Mitglieder zu verzeichnet werden konnte (Zeppenfeld, 2018). Grundlegend kommt es beim Sport zum hohen Energieverbrauch, sodass teilweise bei härteren Trainingsphasen oder Wettkämpfen den Sportlern die Zeit fehlt, genügend Energie durch Nahrung aufzunehmen (Raschka & Ruf, 2018, S. 33). Eine optimale Sporternährung ist in Form einer ausgewogen bedarfsorientierten Ernährung die Basis, um maximale Leistungen zu erzielen sowie Muskeln und Sehnen ausreichend mit Nährstoffen zu versorgen (Mosler, 2016, S. 17). Beide Begrifflichkeiten vereint, zeigen eine relevante Entwicklung der Gesellschaft über das Bewusstsein eines körperlichen Gesundheitszustandes auf. In dem Fitness- bzw. Sportsegment werden wiederum eigene Trends gesetzt, die temporär über eine erhöhte gesellschaftliche Aufmerksamkeit verfügen. Als Beispiel können Calisthenics, Nahrungsergänzungsmittel bzw. Supplements, EMS-Trainig oder Meditation genannt werden.

2.2 Herausforderungen des deutschen Gesundheitssystems

Im Vergleich zu anderen Mitgliedsstaaten der Organisation für wirtschaftliche Zusammenarbeit und Entwicklung (OECD-Länder) stechen die Gesundheitsinvestitionen in Deutschland mit rund 11% vom Bruttoinlandsprodukt (BIP) besonders heraus. Diese Tatsache bedeutet jedoch nicht, dass alle Gesundheitsprobleme der Bevölkerung gelöst sind (Müller, 2020). Ganz im Gegenteil, das deutsche Gesundheitssystem ist einer Bandbreite von schwer zu bewältigenden Herausforderungen ausgesetzt, wobei der demografische Wandel, der Fachkräftemangel, die hohe Übergewichts- und Adipositasprävalenz, der technologische Fortschritt und die Corona Pandemie nur ein Ausschnitt der zu bewältigenden Belastungen darstellt (Robert Koch-Institut, 2016, S.4-48). Im weiteren Verlauf gilt es die wesentlichen Belastungen sowie Herausforderungen des deutschen Gesundheitssystems aufzuzeigen und zu erläutern. Ein bereits seit mehreren Jahren bekannter Faktor, der das deutsche Gesundheitssystem auch in der Zukunft durch seine weitreichenden Folgen belasten wird, ist die zunehmend alternde Gesellschaft (demografischer Wandel) (Robert Koch-Institut, 2016, S.4-5). Demnach zeigt sich, dass der Anteil, der unter 20-jährigen Menschen in Deutschland zwischen den Jahren 2000 und 2040 kontinuierlich abnimmt (siehe Abbildung 1) (Bundesinstitut für Bevölkerungsforschung (BIB), 2021). Im Jahr 2021 machen die unter 20-Jährigen gerade einmal 19% der Gesamtbevölkerung in Deutschland aus, während 22% mindestens 65 Jahre oder älter, 7% mindestens 80 Jahre oder älter und 52% zwischen 20 und 64 Jahre alt sind. Insbesondere in der Altersklasse 65 Jahre und älter macht sich ein enormer Anstieg (auf 30%) bis 2060 bemerkbar. Dieser Trend zeigt sich auch bei den ab 80-Jährigen, die bis 2060 einen Anteil von 11% der deutschen Bevölkerung ausmachen sollen (Bundesinstitut für Bevölkerungsforschung (BIB), 2021). Die Folgen der alternden Gesellschaft sind zum einen der Anstieg der Pflegebedürftigen um rund 1,8 Millionen (Mio.) bis zum Jahr 2055 und zum anderen die Zunahme der altersbedingten Krankheiten (Statistische Ämter des Bundes und der Länder, 2008, S. 5-7; statistisches Bundesamt, 2023). Dies bewirkt eine enorme Erhöhung der Gesundheitsausgaben durch Behandlungskosten, Langzeitpflege etc. sowie einen gravierenden Fachkräftemangel insbesondere in der Pflege. Bereits 2019 standen lediglich 1.218.039 Pflegekräfte für 4.127.605 Pflegebedürftige zur Verfügung, wobei sich diese Situation in den nächsten Jahrzehnten nicht ändern soll, sodass 2035 ein Mangel von rund 500.000 Pflegekräften erwartet wird (Statistische Ämter des Bundes und der Länder, 2008, S. 5-7; Radtke, 2022; Bundesministerium für Gesundheit, 2022, S. 54). Dabei ist der Fachkräftemangel nicht das Ende des Problems, sondern erst der Anfang. Weitere Probleme wie zum Beispiel eine schlechtere Versorgungsqualität der Patienten werden ebenso gefördert (Bertelsmann Stiftung, 2018, S. 7). Zudem zeigt sich zwischen 2020 und 2021 eine enorme Zunahme der Gesundheitsausgaben um 7,5% und weist somit einen Gesamtwert von 474 Milliarden (Mrd.) € und einen pro Kopf-Anteil von 5.699 € auf (Statistisches Bundesamt, 2023). Ähnliche Zahlen spiegeln die Krankheitsausgaben, die pro Kopf zwischen 2015 und 2020 um ca. 25% (4.140 € zu 5.190€) gewachsen sind, wider. Gleichermaßen präsentieren es die gesamten Krankheitsausgaben, die zischen diesen Jahren einen Anstieg von rund 28% aufweisen und somit einen Wert von 431,8 Mrd. € erreichen. Die Auswirkungen des demografischen Wandels offenbaren sich auch in diesem Bereich, indem „mehr als die Hälfte der Krankheitskosten … auf die Bevölkerung ab 65 Jahren" zurückzuführen sind (Statistisches Bundesamt, 2022). In Anbetracht der Tatsache, dass „Nicht-übertragbare, chronische Erkrankungen, wie Herz-Kreislauf-Erkrankungen, Krebs, Diabetes mellitus, Lungenerkrankungen und Erkrankungen des Muskel- und Skelettsystems … in der deutschen Bevölkerung starken Zuwachs erlangen, zeigt sich eine weitere zunehmende Belastung des deutschen Gesundheitssystems (Robert Koch-Institut, 2016, S. 5). Diese Belastung nennt sich *Übergewicht und Adipositas*. Laut der OECD werden zwischen 2020 und 2050 ca. 8% der Gesundheitskosten der OECD-Länder „auf die Behandlung von Krankheiten …, die mit Adipositas in Zusammenhang stehen", aufgewendet (Effertz et al., 2015; OECD, 2019 zitiert nach Deutsche Adipositas Gesellschaft, n.d.). Hinzu kommt, „dass Adipositas etwa 70 Prozent der Diabetes-Behandlungskosten, 23 Prozent der Behandlungskosten für Herzkreislauferkrankungen und 9 Prozent der Krebs-Behandlungskosten in besagtem Zeitraum verursachen wird" (Effertz et al., 2015; OECD, 2019 zitiert nach Deutsche Adipositas Gesellschaft, n.d.). Im Hinblick auf die Betroffenenzahlen in den Jahren 2019 und 2020 lässt sich feststellen, dass mehr als die Hälfte (53,5%) der deutschen Erwachsenen übergewichtig und etwas weniger als ein Viertel (19%) adipös sind, wobei die Zahlen mit steigender Altersklasse ebenfalls an Zuwachs gewinnen (Schienkiewitz et al., 2022, S. 23). Folglich wird die Verbindung der vorherrschenden Krankheiten in Deutschland zu der Krankheit Adipositas deutlich, sodass auch die hohe Adipositasprävalenz ein wesentliches Gesundheitsproblem in Deutschland darstellt. Darüber hinaus sollten in Anbetracht der hohen Krankheitsstände sowie der Krankheitsausgaben die Faktoren *Lebensumstände und sozialer Status* der Bevölkerung betrachtet werden, da diese Aspekte einen maßgeblichen Zusammenhang hinsichtlich des Gesundheitsverhaltens sowie des Krankheitsrisikos aufweisen. „Dieser Zusammenhang stellt sich vielfach als sozialer Gradient dar, der in allen Altersstufen sichtbar ist: Je niedriger der soziale Status, desto mehr Gesundheitsprobleme und Krankheitsrisiken" (Robert Koch-Institut, 2016, S. 7). Dies zeigt auch die Selbsteinschätzung der Bevölkerung, bei der von den 30 bis 65-Jährigen und älter zwischen 31% und 63% einem niedrigen sozialen Status zuzuordnen sind und ihren persönlichen Gesundheitszustand in die Kategorien „(mittelmäßig bis sehr schlecht)" einordnen (Robert Koch-Institut, 2016, S. 7). Auf Basis dessen wird deutlich, dass Präventions- und Gesundheitsförderungsmaßnahmen von immer größerer Bedeutung werden, um sozialen Ungleichheiten und Krankheiten durch beispielsweise Aufklärungsarbeiten entgegenzuwirken und Lebensbedingungen zu verbessern. Dies stellt eine weitere Herausforderung für das Gesundheitssystem dar (Robert Koch-Institut, 2016, S. 8). Zudem erstreckte sich über 2020 bis 2022 hinweg „eine besondere Herausforderung, die es so zuvor noch nie gab: die Corona-Pandemie" (Bundesministerium für Gesundheit, 2022, S. 44). Die Auswirkungen dieser Pandemie stellen das deutsche Gesundheitssystem auch zum jetzigen Zeitpunkt noch vor weitreichende Herausforderungen. Dabei gilt es, die damaligen Schwächen wie beispielsweise die personellen und materiellen Engpässe sowie die mangelnde technische Ausrüstung für die Zukunft zu verbessern, um auf zukünftige Pandemien besser reagieren zu können (Bundesministerium für Gesundheit, 2022, S. 44). Zusätzlich lässt sich anhand der aufgetretenen Schwächen in der Corona Pandemie eine weitere Herausforderung ableiten, die sich auf den technischen Fortschritt beziehungsweise auf die Digitalisierung im Gesundheitswesen bezieht. Mittels der Pandemie wurde aufgezeigt, dass der technische Fortschritt im Gesundheitswesen unausweichlich ist, um die Gesundheitsversorgung der Patienten zukünftig durch mehr digitale Unterstützung wie beispielsweise mittels Telemedizin effizienter zu gestalten und nachhaltig zu verbessern (Bundesministerium für Gesundheit, 2022, S. 47).

Abbildung 1: Anteile der Bevölkerung nach Alter von 1871-2016

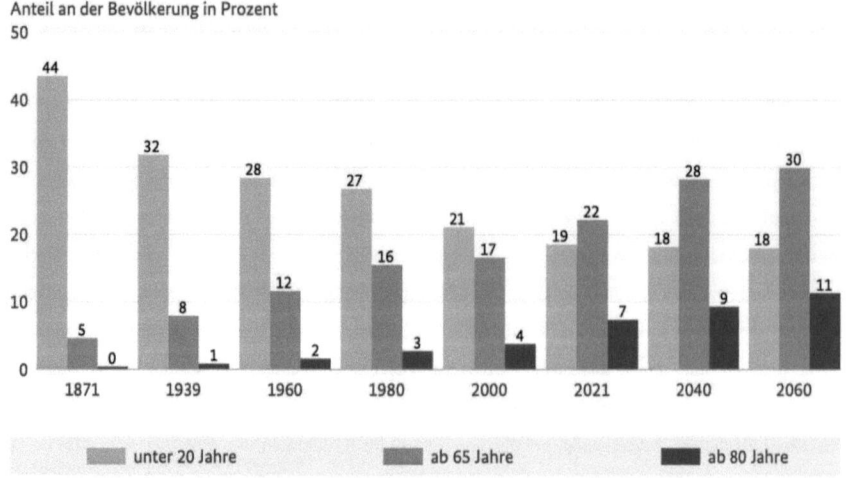

Quelle: übernommen aus Bundesinstitut für Bevölkerungsforschung, n.d.

2.3 Die Belastungen von Übergewicht und Adipositas in Deutschland

Wie bereits im vorherigen Kapitel erwähnt, stellen die hohen Übergewichts- und Adipositasprävalenzen der deutschen Bevölkerung eine ernstzunehmende Herausforderung für das deutsche Gesundheitssystem dar. Hierbei geht es nicht nur um das Übergewicht oder die Krankheit Adipositas selbst, sondern viel mehr um die weitreichenden ökonomischen sowie gesundheitlichen Folgen, die mit dem Übergewicht beziehungsweise der Adipositas einhergehen (Effertz et al., 2015; Robert Koch-Institut, 2016, S.5; OECD, 2019 zitiert nach Deutsche Adipositas Gesellschaft, n.d.). Im Angesicht der Tatsache, dass die Zahl der Betroffenen von Übergewicht und Adipositas in Deutschland auf einem konstant hohen Niveau bestehen bleibt, gilt es im Folgenden die Ursachen hinsichtlich dessen zu ermitteln und auf dieser Basis Maßnahmen zur Gegensteuerung zu entwickeln. In erster Linie sollte erwähnt werden, dass Übergewicht und Adipositas keinesfalls als Synonyme gelten, da Adipositas im Gegensatz zu Übergewicht als eine chronische Krankheit deklariert wird (Benecke & Vogel, 2003, S. 7). Zur Feststellung eines Übergewichts sowie einer Adipositas wird der Body-Mass-Index angewendet. Dieser berechnet die Relation zwischen Körpergewicht und Körpergröße (Kilogramm geteilt durch Körpergröße zum Quadrat), sodass ein BMI von 25 – 29,9 kg/m2 in die Kategorie Übergewicht fällt und ein BMI von BMI 30 kg/m2 oder mehr als adipöse zu klassifizieren ist (Deutsche Adipositas Gesellschaft, n.d.). Bei einer Adipositas liegt ein deutlich zu hoher Fettanteil im Vergleich zum Gesamtkörpergewicht vor, aufgrund der erhöhten Fettansammlung steigt die Anfälligkeit für weitere Folgeerkrankungen wie Fettleber- oder Herz-Kreislauferkrankungen (Lehrke & Laessle 2009, S. 1-11). Ein vorhandenes Übergewicht hingegen bedeutet lediglich, dass sich das vorliegende Körpergewicht über dem Maßstab der vorgeschriebenen Gewichtsklasse in Bezug auf das Alter sowie das Geschlecht befindet. Demnach stellt das Übergewicht die Vorstufe beziehungsweise das Anfangsstadium einer Adipositas dar, weshalb dieser Zustand genauso ernst zu nehmen ist wie der der Adipositas (Benecke & Vogel, 2003, S. 7). Hierbei gilt ebenfalls zu erwähnen, dass zwischen zwei Arten des Übergewichts unterschieden wird. Dabei ist als erstes das „primäre Übergewicht" zu nennen, da es auf „… eine erhöhte Energiezufuhr …" und parallel dazu auf einen zu geringen „… Energieverbrauch" zurückzuführen ist (Benecke & Vogel, 2003, S. 7). Diese Form des Übergewichts ist im Angesicht der Tatsache, dass das „sekundäre Übergewicht" lediglich eine Auftrittswahrscheinlichkeit von 1% aufweist, die häufigste Form eines auftretenden Übergewichts (Reinehr et al., 2007). Demnach lässt sich das Übergewicht von einem Großteil der übergewichtigen Personen mit einem ungesunden Essverhalten sowie einer mangelnden körperlichen Aktivität erklären (Benecke & Vogel, 2003, S. 7). Im Hinblick auf das ungesunde Essverhalten ist ein weiterer relevanter Faktor zu nennen, der das Übergewicht sowie die Adipositas definitiv begünstigt. Laut der Deutschen Diabetes-Hilfe stellen „Zuckerhaltige Getränke, insbesondere Softdrinks…" einen wesentlich Einflussfaktor für Übergewicht dar (Deutsche Diabetes-Hilfe, 2017). Darüber hinaus wird empfohlen, dass der „…Zuckerkonsum…" von 10% in Bezug zur täglichen Energiezufuhr „… (entspricht etwa 50 Gramm) …" nicht überschritten werden sollte (Deutsche Diabetes-Hilfe, 2017). Im Hinblick auf die Nationale Verzehrsstudie II, die bei den 15-24-Jährigen bereits eine 6–8,5-prozentige Überschreitung des Zuckerkonsums in Bezug zur täglichen Gesamtkalorienzufuhr festgestellt hat und bei den Kindern vergleichbare Ergebnisse sicherstellen konnte, wird ersichtlich, welchen enormen Einflussfaktor ein hoher Zuckerkonsum für die Entstehung von Übergewicht und Adipositas darstellt (Ernst et al., 2018). Die aufgezeigten Informationen machen deutlich, dass den Einflussfaktoren des Übergewichts sowie der Adipositas mittels Präventions- beziehungsweise Interventionsmaßnahmen entgegengewirkt werden muss. Die könnte beispielsweise durch Aufklärungsmaßnahmen zur gesunden Ernährung, Gefahr von Zucker etc. umgesetzt werden.

2.4 Erläuterung des zweiten Gesundheitsmarkts

Für eine bessere Nachvollziehbarkeit hinsichtlich der Entstehung des zweiten Gesundheitsmarktes ist es von wesentlicher Bedeutung über den ersten Gesundheitsmarkt zu informieren. Der erste Gesundheitsmarkt „beinhaltet jegliche Akteure und Maßnahmen, die durch die öffentliche Hand reguliert und subventioniert werden" (Schönhuber, 2014, S. 5). Aus den Leistungen geht die Gesundheitsversorgung hervor, die „größtenteils durch gesetzliche Krankenversicherung (GKV) und private Krankenversicherung (PKV) (einschließlich Pflegeversicherung) sowie durch Arbeitgeber (Lohnfortzahlung im Krankheitsfall), den Staat (Beihilfe für Beamte oder Pensionäre Zuschüsse zur GKV) und weitere Sozialversicherungsträger" geprägt ist (Bundesministerium für Gesundheit (BMG), 2012). Dagegen beinhaltet der zweite Gesundheitsmarkt Angebote, die der erste Gesundheitsmarkt nicht abdeckt. Darunter werden sämtliche „privat finanzierten Produkte, Dienstleistungen und Gesundheitskonzepte im Gesundheitswesen sowie alle Sport- und Wellnessangebote, die zu einer gesünderen und bewussteren Lebensführung beitragen" untergeordnet (Kleinau, 2016, S. 33). Für die Relevanz des zweiten Gesundheitsmarktes ist die klassische Betriebswirtschaftslehre wegweisend, denn die Praxen haben ebenfalls eine Gewinnerzielungsabsicht. Die Honorare, welche für Kassenleistungen abgerechnet werden können, sind im Verhältnis zu den Kosten der therapeutischen Praxen nur marginal gestiegen. Demnach sind bei beispielsweise steigenden Energiekosten, Mietpreisen, Gehältern etc. kaum Kostensenkungspotenziale vorhanden, welches sich negativ auf die Wirtschaftlichkeit der Praxen auswirkt. Aus diesem Grund sind steigende Einnahmen zu erzielen, welche nicht aus dem ersten, sondern aus dem zweiten Gesundheitsmarkt erzielt werden können. Dort werden die Gesundheitsleistungen in der Regel von den nachfragenden Patienten selbst bezahlt. Infolgedessen werden Selbstzahlerangebote offeriert, um eine Umsatzsteigerung zu erwirken (Betz, 2014, S. 99 f.). Für die Zunahme am zweiten Gesundheitsmarkt ist das zunehmende Gesundheitsbewusstsein und die wachsende Kaufbegeisterung weitere Faktoren, wobei zukünftig jährliches Wachstum von sechs bis acht Prozent erwartet wird (Bundesregierung, 2013; Bundesministerium für Gesundheit (BMG), 2012).

2.5 Die Rocka Sports GmbH

Im Jahr 2011 wurde die Rocka Sports GmbH von den Geschäftsführern Julian Zietlow und Stefan Nicolaus mit Ortsansässigkeit in Berlin gegründet. Zweitgenannt schied im Jahr 2014 aus der Gesellschaft aus und die Lebensgefährtin von Julian Zietlow, Alina Schulte im Hoff, wurde als Prokura in das Unternehmen aufgenommen. Im Laufe der Zeit wurde Colin Jahn im Jahr 2020 als Geschäftsführerin eingetragen, wobei sie bereits im Jahr 2022 wieder ausgeschieden ist. Seit Mitte des Jahres 2023 ist Julian Zietlow ebenfalls aus dem Unternehmen ausgeschieden, sodass Alina Schulte im Hoff die alleinige Geschäftsführerin der Rocka Sports GmbH und daneben Theodor Mahlke als Prokura eingetragen ist (Northdata, n.d.). Die Rocka Sports GmbH möchte mit ihrer großen Vielfalt der hochwertig produzierten Snacks und Supplements den Kunden in den unterschiedlichen Situationen in der Ernährung unterstützen. Dabei kann die Diät erleichtert, der Muskelaufbau vorangetrieben und tägliche Nährstoffversorgung optimiert werden, wobei der Verzicht auf den geschmacklichen Genuss nicht zu kurz kommt. Die Produkte sind laborgeprüft und durchlaufen eine externe Analyse der Inhaltsstoffe und Nährwerte. Zu den Produkten gehören beispielsweise Proteinpulver, Riegel, Geschmackspulver und weiteren Supplements zur Erreichung der maximalen körperlichen Ziele. Dabei werden bewusst ausschließlich vegane Produkte angeboten, da diese der nachhaltigen Firmenphilosophie entsprechen. Vom Vorteil ist, dass die Gründer, Mitarbeiter und Influencer, welche die Produkte auf ihren Social-Media-Kanälen bewerben, ebenfalls die Zielgruppe für die Fitnesslebensweise darstellen. So konnten die Produkte im Voraus zahlreich getestet und angepasst werden, bis das optimale Gesamtprodukt an die Kunden herausgegeben werden konnte. Der eigene Anspruch besteht darin, dass die eigenen Produkte jederzeit den konkurrierenden Produkten vorgezogen werden, sodass ein Produkt erst in den freien Handelsmarkt getreten ist, wenn sämtliche Partizipanten von dem Produkt vollumfänglich überzeugt waren. Dies hat zwar einen längeren Herstellungsprozess bewirkt, lässt jedoch die Zufriedenheit und Wiederaufsquote der Produkte in die Höhe steigen. Demnach können mittlerweile ca. sechs Millionen Menschen über die Social-Media-Kanäle erreicht werden, welche die ständige Entwicklung dieses Unternehmens verfolgen. Die Qualität der Produkte ist bundesweit spürbar, sodass die Produkte der Rocka Sports GmbH mittlerweile im Einzelhandel erhältlich sind. Zudem ist die Rocka Sports GmbH in puncto Nachhaltigkeit fortschrittlich, wobei die Firma das erste hundertprozentige klimaneutrale Supplement Unternehmen ist und den Titel im Jahr 2020 erhalten halt. Dies beinhaltet den gesamten Prozess von der Produktion bis hin zum Versand an den Endkunden (Rocka Nutrition, 2023).

3 Methodik

Zur Beantwortung der Forschungsfrage: *Inwiefern kann die Rocka Sports GmbH durch ihre Produkte die Gesundheitskosten minimieren und zur allgemeinen Gesundheit der deutschen Bevölkerung beitragen?*, verwendet die vorliegende Seminararbeit eine sogenannte *Literaturanalyse*, die der Sekundärforschung zuzuordnen ist. Dieses Forschungsdesign wurde gewählt, da mittels der Literaturanalyse ein breites Spektrum hinsichtlich forschungsrelevanter Informationen „... und auf Basis dessen, existierende Forschungslücken..." ermittelt werden können (Fettke, 2006, S. 257–266 zitiert nach Burmann et al., 2021, S.3 0).

Für die Datenerhebung der Literaturanalyse galt es zunächst Schlüsselwörter sowie Wortgruppen, die im Bezug zu dem maßgebenden Thema *Der gesundheitliche und ökonomische Nutzen von Nahrungsergänzungsmitteln sowie Zuckerersatzprodukten für die deutsche Bevölkerung am Beispiel der Rocka Sports GmbH* stehen, zu entwickeln. Dafür wurden unter anderem Schlüsselwörter wie *Nutzen von Nahrungsergänzungsmitteln/ Benefits of nutritional Supplements, Rocka Sports GmbH, Übergewicht/Adipositas in Deutschland, Herausforderungen deutsches Gesundheitssystem* verwendet. Zur Versicherung der Qualität sowie der Seriosität des Datenmaterials wurde die Literaturrecherche auf den Datenbanken *Bundesinstitut für Bevölkerungsforschung (BIB), Bundesministerium für Gesundheit (BMI), Deutsche Adipositas Gesellschaft (DAG), Google Scholar, Robert Koch-institut, SpringerLink und Statistisches Bundesamt* durchgeführt (Burmann et al., 2021, S. 7-30). Darüber hinaus wurden weitere wissenschaftliche Quellen mittels der „Rückwärtssuche" recherchiert. Hierbei wird das Literaturverzeichnis der bereits generierten Daten auf forschungsrelevante Schlüsselwörter überprüft (Burmann et al., 2021, S. 22-23). Im Anschluss wurden die Titel sowie die Abstracts des gesamten Datenmaterials flüchtig durchgesehen, um ausschließlich die forschungsbedeutenden Daten selektieren zu können. Die zweite Filterung der Daten beinhaltet das genauere Lesen der Quellen, sodass erneut forschungsirrelevante Veröffentlichungen aussortiert werden können (Burmann et al., 2021, S. 30-31).

Anschließend wurde die qualitative Inhaltsanalyse nach Philipp Mayring zur Datenauswertung der Literatur angewendet. Die zusammenfassende Inhaltsanalyse analysiert die Literatur mittels der Kategorienbildung. Hierbei wird die induktive Kategorienbildung, die auf Grundlage der Inhalte der Daten Kategorien ableitet, genutzt. Das Ziel dieser Methode ist es, das Datenmaterial mittels der Kategorien auf ausschließlich relevante Aspekte zu filtern, um die Forschungsergebnisse möglichst konzentriert darstellen zu können (Mayring, 2010, S. 65; Meier, 2014). Mithilfe dessen gilt es, neuartige Forschungserkenntnisse sowie Thesen zu entwickeln, die sowohl auf den Erkenntnissen der Literatur als auch auf den individuellen Interpretationsansätzen basieren. Zusätzlich ist für die richtige Durchführung einer qualitativen Inhaltsanalyse nach Mayring von besonderer Bedeutung die folgenden „... Gütekriterien: Transparenz, Reichweite und Intersubjektivität ..." einzuhalten (Mayring, 2022, S.118-120).

4 Forschungsergebnisse der Literatur

4.1 Der Fitnesstrend: Nahrungsergänzungsmittel

Im folgenden Kapitel soll nun dargestellt, inwiefern Nahrungsergänzungsmittel bzw. Supplements als Fitnesstrend angesehen werden können. Der Begriff Supplements stellt die englische Übersetzung von Nahrungsergänzungsmitteln dar. In der gewöhnlichen Nahrung ist die Versorgung in der Regel unzureichend oder mit riesigen Lebensmittelmassen verbunden, sodass Sportler auf Nahrungsergänzungsmittel zurückgreifen. Nahrungsergänzungsmittel sind von dem Europäischen Parlament und Rat der Europäischen Union in der Nahrungsergänzungsmittelverordnung (NemV) 2002 als ein Lebensmittel definiert, welches die allgemeine Ernährung ergänzt, ein Konzentrat von Nährstoffen oder sonstigen Stoffen mit ernährungsspezifischer oder physiologischer Wirkung allein oder in Zusammensetzung darstellt und zur Aufnahme in dosierte Form in den Verkehr gebracht wird (§1 Abs. 1-3 NemV). Ebenfalls können Nahrungsergänzungsmittel Defizite in der Vitamin-, Mineralstoff- und Spurenelementversorgung ausgleichen (Meißner & Arndt, n.d., S. 1722). Infolgedessen kann das Immunsystem verstärkt werden. Zudem sorgt beispielsweise Proteinpulver gegenüber fettreicher Nahrung zu einem zügigeren Sättigungsgefühl und geringen Essvermögen, sodass der Adipositas und dem Übergewicht entgegenwirkt werden kann. Beides führt zur Eindämmung des Krankheitsrisikos sowie zur Reduzierung der ökonomischen Belastungen des Gesundheitssystems (Meißner & Arndt, n.d., S. 1722 ff.). Den Zuwachs über die Zunahme derartiger Nahrungsergänzungsmittel zeigt die repräsentative Bevölkerungsumfrage von Forsa im Auftrag der Verbraucherzentrale. Im Jahr 2016 waren es noch rund ein Drittel (35%), die sich für die Zuführung zusätzlicher Mittel begeistert haben (Forsa, 2016). Nun mit Stand 2021, ist es mittlerweile knapp jeder Zweite (49%), der für seinen gesunden Körperhaushalt auf weitere Substanzen in Pulver- oder Tablettenform zurückgreift (Forsa, 2022). Darunter gibt der Großteil der Befragten an, die Nahrungsergänzungsmittel im stationären Handel, beispielsweise Supermarkt, Drogerie oder Apotheken, gekauft zu haben (forsa, 2022, S. 5). Als ausschlaggebende Aspekte für den Kauf werden vor allem die Inhaltsstoffe, Gesundheitsaussagen und die Dosierung der Inhaltsstoffe genannt. Es wird ebenfalls die Verschreibung von Ärzten als Kaufgrund angegeben, wobei der Glaube der Menschen an gesundheitsfördernden Nahrungsergänzungsmitteln steigt. Den gesundheitsfördernden Glauben von NEM wurden von 68% der Befragten bestätigt (BfR-Verbrauchermonitor, 2021). Aufgrund der deutlichen Umfragewerte wird deutlich gezeigt, welchen großen Einfluss Nahrungsergänzungsmittel auf die Gesellschaft bewirkt. Ein Trend stellt eine vereinfachende Beschreibung einer übergreifenden Entwicklung, die sich aus Wechselwirkungen eines inhaltlichen Kerns mit seiner Umwelt ergibt und über einen für den Kontext relevanten Zeitraum anhält dar (Blechschmidt, 2020, S.10). Aus diesem Grund können Nahrungsergänzungsmittel als ein Trend im Sport- und Fitnessbereich betrachtet werden.

4.2 Süßstoff als Zuckerersatzmittel

Das Verlangen von süß schmeckenden Nahrungsmitteln scheint besonders ausgeprägt zu sein, denn durchschnittlich nimmt der Mensch 90 Gramm Zucker am Tag ein (Hopp, 2017, S. 645). Demnach ist der Zucker aufgrund des süßen Geschmacks zum Grundnahrungsmittel geworden. Der klassische Haushaltszucker beinhaltet einen hohen Energiegehalt, der nach der Einnahme zügig im Körper verbraucht werden muss, bevor dieser sich in körperliche Speicherstoffe beziehungsweise Speicherfette umwandelt (Mach, 2018, S.50). Zusätzlich verfügt Zucker über einen hohen glykämischen Index, welches einen Anstieg des Blutzuckerspiegels beschreibt (Mach, 2018, S.51). Diese beiden Eigenschaften zeigen deutlich, dass ein erhöhter Konsum von Zucker schwere gesundheitliche Folgen wie Übergewicht oder Adipositas auslösen kann. Als Alternative gelten Süßstoffe, die synthetisch hergestellt oder als natürliche Ersatzstoffe gelten. Besonders erwähnenswert ist, dass diese Stoffe von der Mundflora nicht verstoffwechselt werden. Infolgedessen weisen diese Substanzen keinen signifikanten Energiehaushalt oder glykämischen Index bei gleichzeitig ähnlicher Süßkraft auf (Mach, 2018, S. 51). Da es sich um synthetisch, nicht in der Natur vorkommende Verbindungen handelt, wird für die Zulassung der Substanzen eine gesundheitliche Risikobewertung und Festlegung der täglichen Dosis durchgeführt, die in der Lebensmittelinformationsverordnung geregelt ist (Kern, 2019, S. 18). In Anbetracht und Einhaltung der Höchstmengen bewertet die Deutsche Gesellschaft für Ernährung sowie das Bundesinstitut für Risikobewertung die in der Europäischen Union zugelassenen Süßstoffe als gesundheitlich unbedenklich (Mach, 2018, S.51). In Anlehnung der vorgenannten Informationen hat die Firma Rocka Sports GmbH das Produkt „Smacktastic" auf den Markt gebracht, welches als Geschmackspulver zur Aufwertung der Speisen dient (Rocka Nutrition, 2023). Die geschmackliche Unterstützung erfolgt mit Süßstoffen, sodass trotz Geschmacksexplosion wenig Kalorien zugenommen werden. Folglich lässt sich ableiten, dass dieses Produkt einen positiven gesundheitlichen Nutzen für die Bevölkerung darstellt, da dem Zuckerkonsum und hohen Energiegehalt entgegengewirkt wird. Weiter können für den Staat kostenintensive Folgekrankheiten wie Adipositas und Übergewicht minimiert werden.

4.3 Der Einfluss der Rocka Sports GmbH

Die Nachfrage an Nahrungsergänzungsmitteln steigt weiter an. Das Statistische Bundesamt veröffentlichte dazu eine Statistik des gesamten Anstiegs der Produktionsmenge von Nahrungsergänzungsmitteln. Demnach wurden im Jahr 2019 noch 162.300 Tonnen produziert und im Jahr 2020 war ein Anstieg von 11% auf 180.200 Tonnen zu verzeichnen. Dies entspricht ein Wachstum an Produktionswert von 800 Millionen auf 1,1 Milliarden Euro (Destatis, 2022). Der Anstieg setzt sich im Jahr 2021 mit ca. 12,1% auf 202.000 Tonnen jährliche Produktionsmenge mit einem Produktionswert von 1,2 Milliarden Euro fort (Destatis, 2023). Von dem Anstieg der Nachfrage an Nahrungsergänzungsmitteln konnte die Firma Rocka Sports GmbH profitieren, denn die erreichte Reichweite stieg bis auf 6 Millionen an. Daneben hat Rocka 150 Tausend Follower bei

Instagram, 130 Tausend bei Facebook und 180 Tausend bei TikTok, welches aktuell die beliebtesten Social Media Plattformen darstellen. Die Geschäftsführerin Alina Schulte im Hoff hat dazu 270 Tausend Follower, wo die Produkte von Rocka ebenfalls beworben werden. Vor allem die jüngere Generation wird mit den dort geteilten Beiträgen erreicht, welche im Fitnessbereich ebenfalls einen wesentlichen Einfluss haben. Im Jahr 2021 stieg zudem der Umsatz der Firma auf 22 Millionen Euro an. Damit stieg ebenfalls die Bilanzsumme des Unternehmens von ca. 4,3 Millionen im Jahr 2019 auf ca. 5,9 Millionen Euro an (Implisense, 2023). Mit dem Vertrieb von ausschließlich veganen Produkten gehört Rocka zu führenden Firmen bundesweit. Die Fangemeinschaft ist groß und sorgt bei Messen wie die FIBO für stundenlange Warteschlangen, um ein Treffen mit dem Rocka-Team zu erwirken. Der Zuwachs der Firma ist deutlich erkennbar, wobei das Ziel der Rocka Sports GmbH weiteren nachhaltigen Firmenwachstum zu erreichen.

5 Diskussion

Das Ziel der Seminararbeit war es, die Belastungen des deutschen Gesundheitssystems darzustellen, um anschließend erörtern zu können, welchen ökonomischen sowie gesundheitlichen Mehrwert die Rocka Sports GmbH für die deutsche Gesundheitswirtschaft sowie die Bevölkerung bietet. Hierbei lag der Fokus insbesondere auf dem Fitnesstrend *Nahrungsergänzungsmittel* sowie auf dem Zuckersatzmittel *Süßstoff*. Anhand der Produkte der Rocka Sports GmbH sollte ausgearbeitet werden, inwiefern diese einen positiven Einfluss für die Gesundheit der Bevölkerung bieten und gleichzeitig die Gesundheitskosten in Deutschland eindämmen können. Auf Grundlage dessen wurden zunächst die wesentlichen Herausforderungen wie der demografische Wandel, die hohe Prävalenz von chronischen Krankheiten, Übergewicht und Adipositas sowie ein ungesundes Essverhalten in Form von zu hohem Zuckerkonsum des deutschen Gesundheitssystems aufgezeigt. Hierbei konnte festgestellt werden, dass diese gesundheitspolitischen Herausforderungen oftmals auf einen ungesunden Lebensstil beziehungsweise ein ungesundes Essverhalten zurückzuführen sind. Im Zuge dessen wurde die Rocka Sports GmbH vorgestellt, die mit ihren nährstoffreichen, kalorien- sowie zuckerreduzierten Produkten Gewichtsabnahmen sowie den Muskelaufbau und die optimal Nährstoffversorgung unterstützen wollen. Auf Basis dessen ließ sich bereits ein positiver ökonomischer sowie gesundheitlicher Nutzen der Rocka Sports GmbH erahnen. Dabei zeigt sich, dass insbesondere die Nahrungsergänzungsmittel sowie die Geschmackspulver (Süßstoffe) der Rocka Sports GmbH einen positiven Einfluss auf die Gesundheit haben. Der in Smacktastic verwendete Süßstoff hat den wesentlichen Vorteil, dass die Süßkraft analog zum Haushaltszucker ist, aber einen geringen Energiehaushalt sowie glykämischen Index beinhaltet (Mach, 2018, S. 51). Weiterhin führen die Proteinpulver zu einem verstärkten Sättigungsgefühl, wonach das Essverhalten verringert wird. Beide Produkte können beispielhaft erwähnt werden, um aufzuzeigen, inwiefern die Produkte der Rocka Sports GmbH einen positiven Einfluss auf eine gesunde Lebensweise der Kunden hat. Die Prävention von Krankheit mittels ausreichender Nährstoffversorgung führt gleichzeitig zur minimierten Ausbreitung von Krankheiten infolge des verstärkten

Immunsystems. Demzufolge müssen weniger Menschen ärztlich versorgt und staatliche Kosten eingespart werden.

6 Handlungsempfehlungen

In Bezug auf die maßgebende Forschungsfrage, *Inwiefern kann die Rocka Sports GmbH durch ihre Produkte die Gesundheitskosten minimieren und die Gesundheit der deutschen Bevölkerung fördern?*, lassen sich folgende Erkenntnisse festhalten. Das deutsche Gesundheitssystem ist einer Bandbreite von Gesundheitsproblem ausgesetzt, dazu zählen insbesondere die zunehmende Alterung der Gesellschaft sowie das ungesunde Ernährungsverhalten in Form von hohem Zuckerkonsum, die zu einer steigenden Prävalenz von Übergewicht, Adipositas und weiteren chronischen Krankheiten führen (Robert Koch-Institut, 2016, S. 4-48). Aufgrund dieser Faktoren entsteht ein enormer Kostendruck und die Gesundheits- sowie Krankheitskosten erreichen Höchstwerte (Statistisches Bundesamt, 2022; Statistisches Bundesamt, 2023). Demnach wird deutlich, dass ein dringender Handlungsbedarf hinsichtlich der Entgegenwirkung dieser Gesundheitsprobleme gilt. Dabei sollte zunächst der deutlich zu hohe Zuckerkonsum der deutschen Bevölkerung betrachtet werden, der nachweislich für eine Vielfalt an Folgeerkrankungen wie beispielsweise Adipositas und Diabetes mellitus Typ 2 verantwortlich ist. Demnach lässt sich ein Großteil der entstanden Gesundheitskosten ebenfalls durch den hohen Zuckerkonsum erklären. Mithilfe der Rocka Sports GmbH gilt es gegen dieses Problem vorzugehen, um die Gesundheit der Bevölkerung zu fördern und den Gesundheitskosten entgegenzuwirken. Durch die Online-Kanäle der Rocka Sports GmbH werden insgesamt 6 Millionen Menschen erreicht (Rocka Nutrition, 2023). Diese Reichweite sollte genutzt werden, um nicht nur Sportler, sondern auch Otto Normalverbraucher mit ihren Produkten anzusprechen und über die gesundheitlichen Vorteile der Zuckersatzprodukte (Süßstoffe) aufzuklären, um deren Gesundheitsbewusstsein nachhaltig zu fördern. Zudem könnte die Firma zum Beispiel in den sozialen Medien in Livestreams über die Schäden, die von einem hohen Zuckerkonsum ausgehen, aufklären. Insbesondere die Aufklärungsangebote auf Online-Plattformen bieten den Vorteil, dass eine unbegrenzte Menge an Menschen Zugriff auf die Informationen haben. Somit kann eine größtmögliche Personenanzahl erreicht werden. Zusätzlich sollte die Rocka Sports GmbH weiterhin auf Fitnessmessen wie zum Beispiel der FIBO präsent sein, um auch dort über die Relevanz von Nahrungsergänzungsmitteln aufzuklären. Vor allem Nahrungsergänzungsmittel bringen den Vorteil, dass ein gesunder Lebensstil vollumfänglich abgerundet wird. Dabei werden zusätzliche Nährstoffe in den Körper aufgenommen, um eine gesamte Nährstoffabdeckung zu gewährleisten. Demnach hilft die Zunahme für die Stärkung des Immunsystems und zur Vorbeugung von Krankheitsausbrüchen.

7 Fazit und Ausblick

Abschließend lässt sich festhalten, dass das deutsche Gesundheitssystem enormen Belastungen wie beispielsweise die Prävalenz von Übergewicht, Adipositas oder chronischen Krankheiten ausgesetzt ist. Ein erhöhter Zuckerkonsum fördert mit dem hohen Energiehaushalt und der Verstärkung des Blutzuckerspiegels derartige Krankheitserscheinungen (Mach, 2018, S.51). In Anbetracht der Tatsache, dass der Zuckerkonsum in Deutschland die vorgeschriebene Höchstmenge vom WHO weit übersteigt, besteht dringender Handlungsbedarf (Deutsche Diabetes-Hilfe, 2017). Der Süßstoff ist dazu eine gesündere Alternative, welche die Nachteile des Zuckerkonsums abwirft und die Vorteile weiterträgt. Dazu trägt die Firma Rocka Sports GmbH bei, die mit Ihren Smacktastic-Varianten eine geschmackvolle Alternative für den süßen Genuss aufzeigt. Die Nahrungsergänzungsmittel leisten für die gesunde Ernährung gleichzeitig einen positiven Beitrag, da die Nährstoffversorgung ohne Zunahme riesiger Lebensmittelmengen gewährleistet werden kann. So kann der körperliche Bedarf zügig gedeckt werden. Eine gesunde Nährstoffabdeckung sorgt gleichzeitig zur Stärkung des Immunsystems und der Abwehrkräfte, sodass die Menschen weniger Krankheitsfälle erleiden. Für die Verbreitung der notwendigen Informationen zur gesunden Ernährung ist die bislang aufgebaute Online-Reichweite der Rocka Sports GmbH von großer Bedeutung, da die Social-Media-Kanäle heutzutage die Informationsplattform der jüngeren Generation darstellt und im frühen Alter bereits in die Ernährung eingegriffen werden kann. Für die weitere Forschung ist der Einbezug von konkurrierenden Firmen im analogen Sektor eine Option, um tiefgehender auf die Qualität der Produkte, den Einfluss der Firmen oder gesundheitlichen Mehrwert einzugehen.

Literaturverzeichnis

Bertelsmann Stiftung. (2018). *Strategien gegen den Fachkräftemangel in der Altenpflege Probleme und Herausforderungen.* https://www.bertelsmann-stiftung.de/fileadmin/files/Projekte/44_Pflege_vor_Ort/VV_Endbericht_Fachkraeftemangel_Pflege_Prognos.pdf

Betz, B. (2014). *Praxis-Management für Physiotherapeuten, Ergotherapeuten und Logopäden. Praxis wirtschaftlich erfolgreich führen.* Springer-Verlag. https://books.google.de/books?hl=de&lr=lang_de&id=PDnBBAAAQBAJ&oi=fnd&pg=PA61&dq=der+zweite+gesundheitsmarkt&ots=BPuo2GjkS5&sig=Do2dju8BLm3m3L77voJe5RJY05s#v=onepage&q=der%20zweite%20gesundheitsmarkt&f=false

Blechschmidt, J. (2020). Quick Guide Trendmanagement. Wie Sie Trendwissen in ihrem Unternehmen wirksam nutzen. Springer-Verlag. https://doi.org/10.1007/978-3-662-62401-2

Bundesinstitut für Bevölkerungsforschung (BIB). (2021). *Anteile der Altersgruppen unter 20 Jahren, ab 65 Jahre und ab 80 Jahre (1871-2060).* https://www.bib.bund.de/DE/Fakten/Fakt/B15-Altersgruppen-Bevoelkerung-1871-Vorausberechnung.html

Bundesinstitut für Risikobewertung (BfR). (2022). *Pillen und Pulver: Rund ein Drittel der Bevölkerung nimmt jede Woche Vitamine über Nahrungsergänzungsmittel ein.* https://www.bfr.bund.de/de/presseinformation/2022/05/pillen_und_pulver__rund_ein_drittel_der_bevoelkerung_nimmt_jede_woche_vitamine_ueber_nahrungsergaenzungsmittel_ein-291814.html

Bundesministerium für Gesundheit (BMI). (2022). Das deutsche Gesundheitssystem Leistungsstark. Sicher. Bewährt (2. Auflage). https://www.bundesgesundheitsministerium.de/fileadmin/Dateien/5_Publikationen/Gesundheit/Broschueren/200629_BMG_Das_deutsche_Gesundheitssystem_DE.pdf

Deutsche Adipositas Gesellschaft (DAG) (n.d.). *KOSTEN DER ADIPOSITAS IN DEUTSCHLAND.* https://adipositas-gesellschaft.de/ueber-adipositas/kosten-der-adipositas-in-deutschland/#:~:text=Laut%20Berechnungen%20der%20Universität%20Hamburg,63%20Milliarden%20Euro%20pro%20Jahr.

Effertz, T., Engel, S., Verheyen, F. & Linder, R. (2016). *The costs and consequences of obesity in Germany: a new approach from a prevalence and life-cycle perspective.* Eur J Health Econ. DOI: 10.1007/s10198-015-0751-4

Forsa. (2016). *Meinungen zu Nahrungsergänzungsmitteln.* https://www.verbraucherzentrale.de/wissen/lebensmittel/nahrungsergaenzungsmittel/umfrage-das-halten-verbraucher-von-nahrungsergaenzungsmitteln-1905

Forsa. (2022). *forsa-Umfrage: Immer mehr Menschen greifen zu Pillen und Pulver.* https://www.verbraucherzentrale-niedersachsen.de/nahrungsergaenzung

Hopp, V. (2018). *Chemische Kreisläufe in der Natur.* https://link.springer.com/chapter/10.1007/978-3-662-55860-7_22

Kern, C. (2019). Süßungsmittel mit Potenzial. Ernährung heute.

Kleinau, A. (2016). *Die transkulturelle Integration außereuropäischer Konzepte in den zweiten deutschen Gesundheitsmarkt, dargestellt am Beispiel Shiatsu Forschungsstand und Endpunktanalyse klinischer Studien zur Wirksamkeit des heterodoxen Verfahrens Shiatsu. https://opus4.kobv.de/opus4-euv/frontdoor/index/index/docId/216*

Lehrke, S. & Laessle, R. G. (2009): Adipositas im Kindes- und Jugendalter. Basiswissen und Therapie (2 Aufl.). Springer Medizin Verlag. https://download.e-bookshelf.de/download/0000/0113/32/L-G-0000011332-0002344496.pdf

Mach, R.L. (2018). Alternative süßungsmittel. https://www.thieme-connect.com/products/ejournals/abstract/10.1055/a-0660-4579

Meißner, D. & Arndt, T. (2019). Lexikon der medizinischen Laboratoriumsdiagnostik. https://link.springer.com/chapter/10.1007/978-3-662-48986-4_2225

Mosler, S. (2016). *Mehr Kraft mit Eiweißshakes & Co? Nahrungsergänzungsmittel und ihr Einsatz im Sport.* https://www.thieme-connect.com/products/ejournals/pdf/10.1055/s-0042-102719.pdf

Müller, M. (2020). *Das deutsche Gesundheitssystem im internationalen Vergleich.* https://blog.oecd-berlin.de/das-deutsche-gesundheitssystem-im-internationalen-vergleich

Northdata. (n.d.). *RECHERCHIERE FIRMEN-BEKANNTMACHUNGEN UND FINANZIELLE KENNZAHLEN. Rocka Sports GmbH, Berlin.* https://www.northdata.de/Rocka+Sports+GmbH,+Berlin/Amtsgericht+Charlottenburg+%28Berlin%29+HRB+133354+B

OECD. (2019). *The Heavy Burden of Obesity: The Economics of Prevention OECD Health Policy Studies.* OECD-Publishing. Abgerufen am 16.08.2023 unter https://doi.org/10.1787/67450d67-en.

OECD. (2019). Health at a Glance 2019. *Wo steht Deutschland im Vergleich? Wie weit ist Deutschland vom OECD-Durchschnitt entfernt?.* Abgerufen am 20.08.2023 unter https://www.oecd.org/germany/health-at-a-glance-germany-DEU.pdf

Raschka, C. & Ruf, S. (2013). Sportlerernährung. Georg Thieme Verlag. https://praxis-raschka.de/labor/980_10-1055-s-0033-1349460.pdf

Robert Koch- Institut. (2016). *Gesundheit in Deutschland – die wichtigsten Entwicklungen. Gesundheitsberichterstattung des Bundes.* Abgerufen am 19.08.2023 unter https://www.rki.de/DE/Content/Gesundheitsmonitoring/Gesundheitsberichterstattung/GBEDownl oadsGiD/2015/kurzfassung_gesundheit_in_deutschland.pdf?__blob=publicationFile

Rocka Nutrition. (2023). *Smacktastic.* https://www.rockanutrition.de/collections/geschmackspulver/products/smacktastic-geschmackspulver

Rocka Nutrition. (2023). *ÜBER UNS.* https://www.rockanutrition.de/pages/uber-uns

Rocka Nutrition. (2023). *Über uns. Kundeninformationen. Presse.* https://www.rockanutrition.de/pages/presse

Sassatelli, R. (2014). Fitness Culture. Gyms and the Commercialisation of Discipline and Fun. https://www.researchgate.net/publication/301477933_Fitness_Culture_Gyms_and_the_Commerci alisation_of_Discipline_and_Fun

Schienkiewitz, A., Kuhnert, R., Blume, M. & Mensink, G.B.M. (2022). *Übergewicht und Adipositas bei Erwachsenen in Deutschland – Ergebnisse der Studie GEDA 2019/2020-EHIS.* In Robert Koch-Institut (Hrsg.). https://www.rki.de/DE/Content/Gesundheitsmonitoring/Gesundheitsberichterstattung/GBEDownl oadsJ/FactSheets/JHealthMonit_2022_03_Uebergewicht_GEDA_2019_2020.pdf?__blob=publicatio nFile#:~:text=Auch%20des%2D%20halb%20ist%20die,in%20allen%20Schweregraden%20zu%20beo bachten.&text=Nach%20Selbstangaben%20sind%20in%20Deutschland,Erwachsenen%20weisen%2 0eine%20Adipositas%20auf

Schönhuber, A. (2014). *Brandmarketing Exemplarische Darstellung der Entwicklung- und Nachhaltigkeitsanforderungen an eine neue Marke in der Gesundheitsbranche.* Diplomica Verlag. https://books.google.de/books?hl=de&lr=lang_de&id=AzCNAgAAQBAJ&oi=fnd&pg=PR3&dq=der+z weite+gesundheitsmarkt&ots=mN_x0sz4BJ&sig=cqcKiKP8saZ5wgMJa1iaAov5Psw#v=onepage&q&f =false

Statista. (2018). *Anteil der Befragten, die in ihrer Freizeit ein Fitnessstudio besuchen*, nach Lebensphase in Deutschland im Jahr 2018.* https://de.statista.com/statistik/daten/studie/665892/umfrage/umfrage-zur-freizeit-beschaeftigung-fitnessstudio-besuchen-nach-lebensphase/

Statista. (2022). *Prognostizierter Bedarf an stationären und ambulanten Pflegekräften* in Deutschland bis zum Jahr 2035.* https://de.statista.com/statistik/daten/studie/172651/umfrage/bedarf-an-pflegekraeften-2025/

Statista. (2022). *Number of smartphone users in Germany from January 2009 to 2021.* https://www.statista.com/statistics/461801/number-of-smartphone-users-in-germany/

Statistische Ämter des Bundes und der Länder. (2008). *Demografischer Wandel in Deutschland* https://www.statistischebibliothek.de/mir/servlets/MCRFileNodeServlet/DEHeft_derivate_000125 07/5871102089004.pdf

Statistisches Bundesamt (Destatis). (2022). *Krankheitskosten pro Kopf gleichen sich zwischen Männern und Frauen weiter an.* https://www.destatis.de/DE/Presse/Pressemitteilungen/2022/07/PD22_316_236.html#:~:text=Wie %20das%20Statistische%20Bundesamt%20(Destatis,Euro%20höher%20als%20bei%20Männern.

Statistisches Bundesamt (Destatis). (2023). *Pflegevorausberechnung: 1,8 Millionen mehr Pflegebedürftige bis zum Jahr 2055 zu erwarten.* Abgerufen am 18.08.2023 unter https://www.destatis.de/DE/Presse/Pressemitteilungen/2023/03/PD23_124_12.html

Statistisches Bundesamt (Destatis). (2023). *Gesundheitsausgaben im Jahr 2021 auf über 474 Milliarden Euro gestiegen.* https://www.destatis.de/DE/Presse/Pressemitteilungen/2023/04/PD23_136_236.html

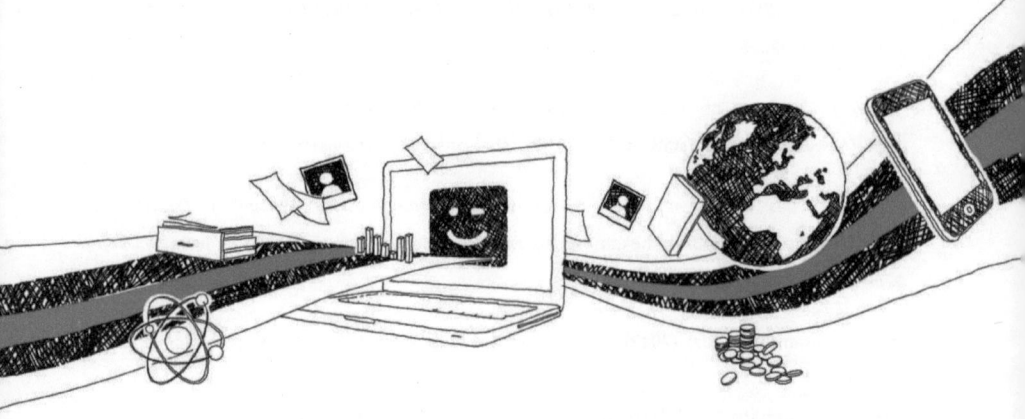
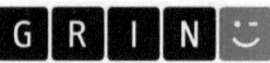